A mon Pays.

MÉMOIRE

DE Mr AUMÉTAYER-LA-COMBRES Père,

Propriétaire de la Durandière, à Montreuil-Bellay,
(Maine-et-Loire),

SUR

L'ART PRÉCIEUX

DE PRÉVENIR LES ACCIDENTS FACHEUX QUI RÉSULTENT DE
LA MORSURE DES ÊTRES HYDROPHOBES, ET DES REPTILES
EN GÉNÉRAL, DU CHARBON NOIR, DES COLIQUES, DES
DARTRES, DES CANCERS, DES PLAIES ET DES COUPURES ;

Rédigé

PAR M. A. AUMÉTAYER FILS,

Étudiant en médecine à la Faculté de Montpellier.

Qui pour l'humanité ne sait que discourir,
Doit céder à celui qui parvient à guérir.

DEUXIÈME ÉDITION.

ANGERS.

IMPRIMERIE DE LAUNAY-GAGNOT, IMP.-LIBRAIRE.

1837.

MÉMOIRE

DE Mr AUMÉTAYER-LA-COMBRES Père,

Propriétaire de la Durandière, à Montreuil-Bellay,
(Maine-et-Loire),

SUR

L'ART PRÉCIEUX

DE PRÉVENIR LES ACCIDENTS FACHEUX QUI RÉSULTENT DE
LA MORSURE DES ÊTRES HYDROPHOBES, ET DES REPTILES
EN GÉNÉRAL, DU CHARBON NOIR, DES COLIQUES, DES
DARTRES, DES CANCERS, DES PLAIES ET DES COUPURES;

Rédigé

PAR M. A. AUMÉTAYER FILS,

Étudiant en médecine à la Faculté de Montpellier.

Qui pour l'humanité ne sait que discourir,
Doit céder à celui qui parvient à guérir.

DEUXIÈME ÉDITION.

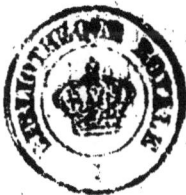

N° I.

ANGERS.

IMPRIMERIE DE LAUNAY-GAGNOT, IMP.-LIBRAIRE.

1837.

AVERTISSEMENT

DU RÉDACTEUR.

Je venais de terminer mes études, lorsque mon Père me proposa la rédaction de ce Mémoire : il me fit envisager toute l'importance qu'il attachait à la publication de son secret. Le devoir de fils ne me permettait pas de lui refuser cette satisfaction : aussi ai-je fait mon possible pour la lui donner. Si, sous le rapport du style et de l'ordre que j'ai adoptés, je n'ai aucun encouragement à attendre de l'indulgence et de la générosité du public, il me restera une consolation bien grande encore, celle d'avoir pu contenter mon Père.

A. Aumétayer Fils.

Tous les exemplaires doivent être revêtus de la signature de M. François DURET, autorisé à cet effet par M. AUMÉTAYER, son beau-père, sans quoi ils seraient réputés contrefaits.

*COPIE de la Lettre adressée à l'auteur par
M. le Sous-Secrétaire du Cabinet du Roi.*

CABINET DU ROI.

PIÈCE N° 1,

Tuileries, le 15 juillet 1836,

Monsieur ,

J'AI l'honneur de vous informer qu'après avoir passé
sous les yeux du Roi, l'ouvrage que vous avez adressé à
Sa Majesté a été transmis à Monsieur le Ministre du commerce.

Recevez, Monsieur, l'assurance de ma considération
distinguée.

Signé : LASSEYRE.

---

*COPIE de la Lettre de Monsieur le Ministre
du commerce et des travaux publics.*

MINISTÈRE DU COMMERCE ET DES TRAVAUX PUBLICS.

Administration industrielle et commerciale.

BUREAU SANITAIRE. — MAINE ET LOIRE. — DÉCOUVERTES
ET MÉMOIRES.

AVIS. — PIÈCE N° 2.

Paris , le 20 juillet 1836.

Monsieur ,

Le Roi m'a fait l'honneur de me renvoyer la pétition et
le mémoire imprimé que vous avez adressé à Sa Majesté.
Ce mémoire indiquant la découverte et la composition
d'un remède auquel vous attribuez des propriétés précieuses, j'ai dû le transmettre à l'Académie royale de
médecine. J'ai, en même temps, invité cette savante
compagnie à me faire connaître son jugement sur le mérite
dudit remède.

J'aurai l'honneur de vous faire part de l'opinion et des propositions qu'aura émises cette société, après examen.

Recevez, Monsieur, l'assurance de ma considération.

Pour le Ministre, et par autorisation,

Le Conseiller d'état Directeur,

Signé : ARCIES.

PIÈCE Nº 3.

ACADÉMIE ROYALE DE MÉDECINE.

Paris, le 27 juillet 1836.

Monsieur,

L'Académie a reçu avec beaucoup d'intérêt, votre mémoire sur l'art précieux de prévenir les accidents des animaux enragés et vénéneux ; elle en a ordonné le dépôt dans sa bibliothèque et m'a expressément recommandé de vous écrire pour vous en remercier.

J'ai l'honneur d'être avec la plus parfaite considération,

Votre très-humble et très-obéissant serviteur,

Le Secrétaire perpétuel.

Nota. Quand l'auteur n'obtiendrait pour gratification que cet accueil de l'Académie, il est certes bien honorable et beaucoup de Docteurs en médecine se feraient gloire de le recevoir : car ce n'est pas sans méditation sérieuse qu'elle a placé, dans sa bibliothèque, ce mémoire médical ; on n'ignore pas qu'il n'y entre que des ouvrages intéressants et c'est précisément cette qualification que cette société savante veut bien donner à celui que l'on va lire.

PRÉAMBULE.

Jusqu'ici, Mr Aumétayer-La-Combres a conservé le secret admirable de prévenir les accidens fâcheux qui résultent de la morsure des êtres hydrophobes et des reptiles en général, et d'arrêter les progrès de plusieurs autres maladies hétérogènes très-dangereuses. Quelques pétitions adressées à ce sujet à l'autorité supérieure, lui ont attiré de sa part des éloges encourageans.

Ce secret, fruit de quarante ans de travail et d'expériences toujours couronnées de succès ; ne devait pas rester plus long-temps ignoré du public : M. Aumétayer aurait pu le transmettre à son fils seulement ; tout autre l'eût fait à sa place ; mais l'amour de l'humanité l'a emporté sur ses propres intérêts ; il a vu que la plus grande partie de ses concitoyens pourrait en souffrir, et il a cédé à l'impulsion de son cœur, à la générosité de ses sentimens, pour en donner une publication générale.

Natif de Trachagein, commune de Saint-Michel-Devesse, arrondissement d'Aubusson, département de la Creuse ; sans fortune, sans autre espoir d'en gagner que d'avoir recours à l'industrie qu'il avait si bien héritée de ses pères, il quitta son pays natal, dès sa première jeunesse, pour se rendre à Paris, où il était attiré par le goût des arts et de la nouveauté. Après avoir fait à la capitale un séjour assez long, il vint s'établir dans le Poitou, où ses dispositions, jusqu'alors mystérieuses, devaient se développer d'une manière étonnante. Son apparition, due au hasard des circonstances, était cependant nécessaire pour donner au commerce une marche plus accélérée, et pour avancer les progrès de l'agriculture (1) dans nos départemens des Deux-Sèvres et de Maine-et-Loire, qui furent et sont encore le théâtre de ses opérations.

Sa vie devait passer à l'épreuve de bien des révolutions ; et les revers qui ont si souvent balancé sa fortune, n'ont pu l'abattre ni arrêter un instant la marche de ses projets philantropiques.

Toujours prêt à secourir les malheureux, qui ne cessent encore de le regarder comme leur soutien, il sut aussi se faire aimer des grands, qui lui servirent de mobile et d'appui dans toutes ses démarches, et qui savent aujourd'hui l'honorer de leur confiance.

Je crois que, de donner à la vie de cet homme extraordinaire un plus long détail, ce serait manquer à la bienséance, et la narration exacte de sa conduite, qui n'est que louable, pourrait choquer sa modestie ; néanmoins, il est bon que le public sache qu'il est l'artisan de la fortune dont il jouit présentement ; que, pour l'acquérir, il s'est toujours conduit avec délicatesse, et que le malheur dont il fut le jouet bien des fois, n'a pu porter atteinte à sa moralité.

(1) Il a remporté aux concours généraux qui eurent lieu à Saumur, le 10 mai 1835, un prix d'agriculture, décerné par la Société Industrielle d'Angers, en présence de plus de quatre mille propriétaires. Le journal de Maine-et-Loire a fait mention de cette gratification honorable pour M. Aumétayer.

PREMIÈRE PARTIE.

RÉFLEXIONS PRÉLIMINAIRES.

Depuis quarante ans je m'occupe de la science vétérinaire ; mes succès dans cette intéressante partie, utile à l'agriculture, au commerce et à la société, m'ont mérité l'estime et la reconnaissance de mes concitoyens.

Encouragé par ces considérations, je me suis déterminé à publier le SECRET important *pour prévenir les maux terribles qui proviennent de la morsure des êtres hydrophobes et des reptiles en général, du charbon,* par un seul et même remède, qui a encore la vertu d'être salutaire pour les coliques, les dartres, les cancers, les plaies et les coupures, et dont l'efficacité est connue par d'heureux résultats.

En 1809 et 1810, l'épizootie du charbon noir se déclara sur les bêtes à corne dans différens départemens de l'ouest et du milieu de la France, ainsi que dans l'arrondissement de Bressuire, département des Deux-Sèvres.

Quantité d'animaux avaient déjà péri, malgré les secours et les dépenses des propriétaires, qui, fatigués des efforts inutiles des gens de l'art des environs, m'appelèrent à leur aide.

A ces deux époques, je traitai tous les bestiaux, qui me furent confiés, et j'obtins des succès qui surpassèrent mes espérances ; puisque je guéris plus de trois mille individus sans qu'il en ait péri un seul entre mes mains.

Ce fait est appuyé de certificats attestant, d'une manière flatteuse, la guérison radicale des animaux atteints de l'épizootie du charbon.

Il est encore attesté des lettres de M. le Préfet et de celles de S. Exc. le Ministre de l'Intérieur, qui m'ont été adressées en témoignage de remerciment des services que j'avais rendus, en arrêtant les ravages d'une terrible contagion qui n'a point reparu depuis ces temps de triste mémoire; pour ceux des habitans qui en ont été victimes, par des pertes considérables.

Malgré les luttes que j'ai eues à soutenir contre quelque vétérinaires intéressés à nuire aux succès de mes opérations, j'ai toujours eu l'avantage de les voir s'élever au-dessus de toute détraction. (Il est bon que le public sache que je ne me suis jamais fait payer mes ordonnances, attendu que mon intention était de rendre service seulement). Maintenant que mon but est rempli, je laisse au praticien éclairé et au public qui est toujours impartial, à juger à quel point j'ai réussi.

Je suis loin de croire que mon traité ne laisse rien à désirer; mais si, tel qu'il est on l'honore d'une partie de l'approbation que j'ai obtenue dans la pratique des traitemens qui y sont démontrés, je me croirai amplement dédommagé de mes veilles et des soins que j'ai fait donner à cette édition pour la rendre digne du public.

La lecture attentive et réfléchie de cet ouvrage, en fixant les idées flottantes dans le vague de l'incertitude, convaincra tout homme impartial qu'elle n'est que l'exposition franche et naïve de la vérité.

Mon remède est une liqueur de mon invention, que je qualifie d'Alexitère, du mot grec *(alexétérios)*, qui signifie remède préservatif, antidote.

Cette liqueur, comme je l'ai déjà dit, guérit de plusieurs maladies, et n'est pas moins efficace pour l'une que pour l'autre : beaucoup d'expériences dont je vais citer quelques exemples, m'en ont acquis la plus grande certitude.

EXEMPLES.

1er Rage. — Un chien enragé, dans sa fureur, avait mordu un autre chien ; je renfermai celui-ci, et, au bout de neuf jours, cet animal fut attaqué d'hydrophobie, et périt huit jours après.

Pendant les accès de la maladie, et à la même époque, je lui fis battre deux chiens, deux moutons et deux jeunes veaux ; je traitai seulement un individu de chaque espèce, et je le préservai de la rage, tandis que l'autre, que je n'avais point traité, périt victime de cette cruelle maladie.

Nota. J'ai, pendant dix-huit mois consécutifs, essayé mon *remède* sur différens animaux que j'avais fait mordre par des chiens hydrophobes, et mes succès à les préserver de la rage m'ont assuré de son efficacité.

2e Un chien enragé entra dans un pacage de M. Charpentier de la Verrie, près Thouars ; il y mordit six bœufs qui le tuèrent en se battant avec lui.

M. Charpentier employa plusieurs vétérinaires,

et ; malgré leurs soins ; deux de ces bœufs périrent après de terribles accès d'ydrophobie.

Les quatre autres avaient déjà éprouvé quelques symptômes de maladie, lorsqu'il m'appela : j'employai mon remède, et ces bœufs guérirent radicalement.

3º Un chien enragé étant entré dans la cour d'un particulier du village de Praille, commune de Saint-Martin-de-Sanzais, mordit ses chiens et s'introduisit dans une étable où il mordit un bœuf à plusieurs endroits, particulièrement à l'œil gauche.

On m'appela, et mon traitement empêcha l'hydrophobie. Plusieurs chiens du village, mordus par le même animal, n'ayant pas été traités, périrent victimes de cette cruelle morsure.

4º Un chien enragé ayant mordu des brebis dans un nombreux troupeau, appartenant à M. Baudineau, de Magé, commune de Louzi, canton de Thouars, je traitai celles qui paraissaient avoir des blessures ; elles furent préservées de la maladie ; mais d'autres qu'on ne croyait pas avoir été mordues, périrent quelques jours après, faute de soins.

Un cochon et deux bergères furent également mordus, et mes secours les ont mis à l'abri des suites funestes de l'hydrophobie.

5º Un chien enragé étant entré dans un pacage de la commune d'Argenton-l'Eglise, se jeta, dans sa fureur, sur une petite fille âgée de dix ans, qui faisait tranquillement paître ses vaches. Il la dévora à plusieurs endroits, particulièrement au bras gauche où il lui fit deux cruelles morsures.

Le père de cet enfant, témoin éloigné de ce terrible événement, court chez lui pour se saisir de son fusil; résolu de se défendre et de venger sa fille par la mort du cruel animal qui l'avait diffamée. Il n'est pas plutôt arrivé à sa maison, que le chien hydrophobe paraît à sa porte et se jette sur lui. Alors Tempier (c'était le nom du père de la petite fille) voyant sa vie en danger, ne balance pas, il serre l'animal entre ses bras, le terrasse et l'étouffe, après avoir reçu de cruelles morsures. Je fus appelé pour traiter le père et la fille; je leur coupai des lambeaux de chair qui pendaient aux parties diffamées; je leur fis mon traitement, et je les préservai de l'ydrophobie.

J'ai aussi guéri radicalement, 1° dans la même commune, la fille d'un nommé Garsuault, qui avait été mordue par un mulet enragé.

2° Dans la commune du Vaudelnay-Rillé, arrondissement de Saumur, département de Maine-et-Loire, la fille de Madame veuve Civrais, mordue par un chien enragé.

3° Dans la commune de St-Hilaire-le-Doyen, un bœuf et des brebis appartenant à Cholet, fermier au château de M. de Bannan.

« Il est à remarquer que tous les individus mordus par les mêmes animaux et non traités, périrent dans de cruels accès de rage. »

Morsure des vipères. — Nicolas Goilleau, jardinier à la Roche-Caillonneau, commune d'Ar-

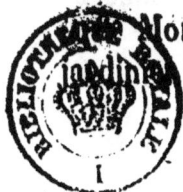

genton-l'Église, avait été mordu à la jambe par une
vipère rouge, dont la morsure est presque toujours
suivie de la mort. L'enflure s'était manifestée par
tout son corps, à tel point qu'il ne pouvait parler ;
quand on me l'amena dans une charrette, il me fit
entendre qu'on lui avait fait prendre quelques dro-
gues qui n'avaient apporté aucun soulagement à
ses souffrances.

Je lui administrai mon remède ; et, après un
grand écoulement d'eau par la morsure, il fut en-
tièrement guéri au bout de quatre jours.

J'ai guéri un chien appartenant à M. Denis Do-
valle, piqué par une vipère de la même nature.

7° Une vipère grise, d'une espèce moins dangereuse que la précédente, ayant mordu au pied Madame veuve Cotilleau, de Taison, commune d'Argenton-l'Eglise, l'enflure s'ensuivit, et, malgré les
soins infructueux de plusieurs personnes, j'obtins,
par les effets de mon remède, sa guérison, dans
moins de quarante-huit heures.

8°. COLIQUES. — Une vache de M. Denis Bodin,
de Thouars, avait une colique qui la faisait horrible-
ment souffrir depuis plusieurs jours ; les vétérinaires l'avaient abandonnée, désespérant de la guérir,
et M. Bodin, qui croyait qu'elle n'existait plus,
avait donné ordre de la traîner dans un trou.

Le hasard m'ayant conduit à l'étable où gisait
cette vache, je m'aperçus qu'elle remuait encore
d'une manière presque insensible.

Je lui administrai mon remède ; elle fit quantité d'excréments et d'urine, et, deux heures après, elle fut radicalement guérie.

J'ai obtenu les mêmes succès sur une vache appartenant à M. Ch. Dezanneau, qui était tourmentée par la même maladie.

J'ai aussi administré mes remèdes à un particulier (Poineau) de la commune de Luzois, canton de Thouars (Deux-Sèvres), et je l'ai guéri d'une colique chronique qui l'affligeait depuis quinze ans.

9° DARTRES, LÈPRES. — Une dame Thouarsaise, que mes lecteurs me dispenseront de nommer, avait au ventre une dartre qui lui couvrait toute cette région d'une vilaine croûte, et qui allait se changer en lèpre ; le mal allait toujours croissant, et la pudeur de la jeune dame s'opposait à l'évidence. Cependant, les souffrances lui firent tout surmonter ; elle consulta plusieurs médecins, et n'obtint rien de satisfaisant.

Après l'épuisement de toutes les ressources de leurs sciences, elle se confia à mes soins. Dans quatre mois les écailles de son ventre tombèrent, et sa guérison fut complète.

Un particulier nommé Pierre Pain, de la commune du Vaudelnay-Rillé, âgé de cinquante-sept ans, avait depuis vingt ans le corps rongé par une lèpre ou dartre enracinée. Un grand nombre de médecins et de personnes qui avaient la réputation de guérir de cette maladie, avaient, sans obtenir de succès, fait subir leurs traitements à l'individu affligé. Enfin, désolé de se voir dans un état aussi alarmant, il me fit appeler; je lui fis mon traitement, pendant neuf mois : la lèpre disparut au bout de ce temps, et sa guérison fut radicale.

« J'ai obtenu les mêmes succès sur un nommé François Thessier, de la commune de Brossai (Maine-et-Loire), qui était depuis long-temps affligé de cette maladie terrible, ainsi qu'un nommé Pierre Roger, de Pompoix, commune de Sainte-Verge, canton de Thouars (Deux-Sèvres). »

11.º CANCERS.—Un nommé Drouet du Gué-au-Riche, commune de Sainte-Verge, âgé de soixante-dix ans à peu près, était affligé d'un cancer depuis une vingtaine d'années. Il avait le nez et les lèvres tellement attaqués, qu'il ne pouvait plus résister à la douleur. Plusieurs médecins avaient épuisé leurs soins sans succès, pour faire disparaître cette cruelle incommodité. Le cancéreux se voyant en danger, me fit appeler. Je lui fis mon remède indiqué page 25, et, au bout de quelques mois, il fut parfaitement guéri.

12º La domestique de M. Billy, maire du Vaudelnay-Rillé, âgée d'une trentaine d'années, avait, depuis cinq ans, le cou dévoré par un cancer. Elle s'était fait traiter par plusieurs personnes de l'art, sans obtenir de guérison. Enfin, M. le maire voyant la triste situation de cette malheureuse, me fit appeler ; je lui fis mon traitement, et dans trois mois elle fut parfaitement guérie.

CONCLUSION DE LA PREMIÈRE PARTIE.

Pour attester les faits que je viens de citer, et beaucoup d'autres qu'il serait superflu de rapporter, je donnerai, dans un second numéro, des copies littérales de certificats qui m'ont été délivrés par plusieurs personnes qui m'ont honoré de leur confiance, et sur les maux desquelles j'ai fait des prodiges de soulagement et de guérison.

Je donnerai encore copie du certificat collectif des maires et des habitants les plus notables environnant ma demeure, qui sont témoins oculaires de la bonté de mon remède et de ses effets miraculeux.

Je propage ce remède pour l'utilité publique, et je pense, sans le moindre doute, qu'il sera accueilli de tout le monde, et j'ose me flatter que j'en obtiendrai pour récompense l'estime générale.

SECONDE PARTIE.
OBSERVATIONS SUCCESSIVES SUR LES SIX PREMIÈRES MALADIES.

CHAPITRE PREMIER.

MORSURE D'UN ÊTRE ENRAGÉ. — Les morsures d'un être enragé sont plus ou moins venimeuses, suivant les accès de fureur du malade ; elles produisent des effets différents, et l'impression de la peur sur le mordu, est un virus souvent plus contagieux que celui des morsures. Aussi, j'ai vu bien des fois deux ou un plus grand nombre d'individus mordus au même instant par le même animal enrager à des époques plus ou moins reculées et différentes.

Plusieurs personnes, surtout les habitants de nos campagnes de qui les simples avis ne sont pas toujours mauvais, prétendent que si on ôte au chien, pendant sa jeunesse, un petit nerf ou ver qu'il a sous lingual (à l'extrémité inférieure de la langue), il n'est point susceptible de contracter spontanément la rage véritable; il ne pourra même plus désormais en être atteint par communication, c'est-à-dire, par l'inoculation d'un virus propre à cette maladie.

En cas de morsures d'animaux de même espèce, ou d'espèces différentes, les individus ne sont alors exposés qu'à une rage mue, qui ne produit aucun effet malfaisant, toute possibilité de nuire leur ayant été enlevée. Enfin, l'animal éverré, quand il vient à être mordu, ne quitte jamais la maison de son maître; il devient triste; la solitude et l'obscurité est tout ce qu'il cherche, et il meurt après trois ou quatre jours dans l'assoupissement le plus complet.

Je crois, d'après mes propres expériences, que ce raisonnement sur la rage mue n'est pas mauvais, et j'avance de plus qu'il est appuyé sur une base sûre et solide, et j'engage le public à vouloir bien en profiter, en faisant éverrer toute espèce de chiens.

Je n'en dirai pas davantage sur la rage ; mon but est d'indiquer le moyen d'en préserver, et non d'en tracer l'origine.

MORSURE DES REPTILES. — La morsure des reptiles est une maladie purement accidentelle, et non dépendante de la nature ; elle n'est pas aussi dangereuse que la rage ; on en meurt rarement si elle est traitée de suite, le virus est détruit, et la morsure ne produit aucun effet malheureux.

Au bout de quelques heures, le virus se communique, et l'enflure devient complète.

CHAPITRE TROISIÈME

CHARBON. — Cette maladie est toujours causée par la corruption des humeurs.

On la reconnaît chez les animaux domestiques lorsque l'individu affligé lève une jambe de devant ou de derrière, qu'il s'y forme une tumeur, et qu'en la touchant, la peau fait presque le bruit d'un parchemin sec froissé entre les doigts. Ce bruit, nommé crépitation, est un signe certain de sphacèle ou de gangrène parfaite. Tant que la tumeur se forme, l'animal éprouve les symptômes de la plus vive irritation. Ses yeux sont ardents, très-enflammés et hagards ; la nourriture lui devient insupportable, et il périt au bout de quelques jours, s'il n'est remédié promptement.

Cette maladie est tellement contagieuse, qu'un jour, par précaution, on voulut que je fisse des incisions à un cœur qui n'était point malade ; les

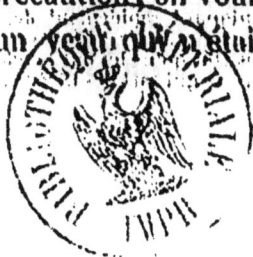

2

ayant faites avec un histouri encore teint du sang d'animaux malades que je venais de traiter, le virus s'introduisit par ce moyen, et en trois heures le veau mourut tout gangrené (1).

CHAPITRE QUATRIÈME.

Des coliques. — Les coliques, en général, sont des maladies d'intestins, causées par les révolutions intérieures qui s'opèrent dans l'estomac, par la circulation d'un sang âcre qui se filtre à travers la bile, par le froid, l'indigestion, les vents, les tranchées rouges ou inflammatoires et les échauffements. Elles sont suivies de convulsions affreuses. Le printemps est la saison où cette maladie se déclare le plus souvent, à cause du sang qui se renouvelle alors, et qui coule avec force dans les conduits intestinaux. Pour en éviter les suites, chez les hommes comme chez les animaux, il faut se conduire d'après l'article du traitement indiqué page 24.

CHAPITRE CINQUIÈME.

Des dartres, 1° Chez l'espèce humaine, les dartres sont de plusieurs espèces et se présentent sous différentes formes. Il y en a de farineuses : ce sont celles où la sérosité portée à l'épiderme, ou la surpeau, la brûle par sa chaleur acquise, la dessèche et la réduit en poussière ; il y en a d'autres qui sont appelées vives ou corrosives ; elles sont croûteuses et saignent au moindre attouchement ;

(1) Le charbon se communiquant rapidement des animaux aux hommes chargés de les soigner, ceux-ci doivent se laver soigneusement les mains avec du vinaigre aussitôt qu'ils les ont touchés, et prendre bien garde de s'inoculer l'humeur qui sort des ulcères.

il faut les traiter avec beaucoup de soins et de promptitude, si on veut qu'elles ne se changent pas en lèpres. L'ordonnance marquée page 24 guérit de toutes les dartres en général, et n'est pas moins salutaire pour une espèce que pour l'autre.

2° Chez les animaux, les dartres se distinguent en bénignes ou simples et en vives ou malignes. L'animal qui en est attaqué a le poil hérissé, sale, terne, déteint, couvert d'une crasse farineuse qui semble se renouveler à mesure que l'étrille la fait tomber. A ces signes généraux, se joignent parfois des pustules de diverses natures, des boutons purulents, des croûtes quelquefois sèches, quelquefois humectées d'une humeur âcre, corrosive et puante; l'ulcération de la peau accompagnée de cuisons si vives que l'animal s'écorche en se frottant contre les objets qui l'entourent.

Ces derniers symptômes caractérisent le plus spécialement les dartres vives.

(*Voir le traitement, page* 24).

Cette maladie et toutes celles qui affectent la forme d'éruption à la peau, peuvent provenir d'un vice interne, ou être produites par toutes les causes susceptibles de gêner la transpiration, telles que la malpropreté, en bouchant les pores de la peau, le refroidissement subit, etc. (1).

CHAPITRE SIXIÈME.

Du Cancer. — Le cancer est une affection for-

(1) Ext. du vét.

niée de matière purulente; c'est une portion d'humeur qui se filtre dans les vaisseaux, et qui y est
recuite par la chaleur séreuse qui en est le corol-
laire immédiat.

TROISIÈME PARTIE

CHAPITRE PREMIER

COMPOSITION DE LA LIQUEUR ALEXITÈRE.

On prend un quart de kilogramme d'ail,
pareille quantité d'oignons, quatre onces de gros
sel, un quart de kilogramme de graine de genièvre, un demi-kilogramme de grosse joubarbe,
quatre onces de racine de gros capillaire, une
once de fleur de blonde, quatre onces de fleur de
lavande, quatre onces turquette, cinq onces de
feuille de myrte, quatre onces de thym, un quart
d'once de jalap, une demi-once de salpêtre, quatre
onces de serpolet, deux livres de betteraves, et
même quantité de carottes, quatre onces de graine
de frêne, pareille quantité de racine d'églantier,
deux onces rue, deux onces de sabine mâle, quatre
onces de racine de sanguin, une once de safran
oriental, un gros d'essence de romarin, un gros
d'essence de bergomote, un gros d'essence de cé-
dron, un demi-gros d'essence de citron, une demi-
once de scammonée d'Alep, deux gros de racine
de turbith, six litres de vinaigre fort et bien clair,
une once de camphre dissous dans quatre litres
d'eau-de-vie à vingt-quatre degrés, une once de sel
de nitre, deux onces de thériaque de Venise, deux
onces de petite sauge, quatre onces de pissenlit,

une once de fleur de mauve, deux onces de petit capillaire, deux onces de mille-feuilles, une once de gui de chêne ou d'aubépine (tout autre gui est un poison). »

« On pile le tout dans un mortier de marbre, ensuite on le met dans un pot, et on laisse infuser pendant quarante-huit heures, puis on en exprime le jus par le moyen d'une presse et on le distille à l'alambic, ou, en cas pressant, on le filtre simplement au papier gris.

« On dépose ce jus dans des bouteilles, que l'on bouche bien, de peur qu'il ne s'évente.

« Cette liqueur alexitère, ainsi composée, peut se conserver dix ans et plus, surtout si elle est distillée. »

CHAPITRE DEUXIÈME.

Doses de la liqueur à prendre.

« Pour un homme de forte complexion, une cuillerée et demie ; — pour une femme, une cuillerée ; — pour les personnes au-dessous de vingt ans, et au-dessus de soixante ans, une cuillerée ; — pour les enfants de cinq ans, une cuillerée ordinaire à café, et au-dessous, une demi-cuillerée.

« Pour un cheval, un âne, une vache, un bœuf, demi-quart de litre.

« Pour un mouton, un chien, une chèvre, un cochon, deux cuillerées.

« Chaque dose se prendra moitié le matin et moitié le soir, et on les augmentera ou diminuera suivant l'âge, la force ou la faiblesse du malade.

J'observe que ces doses, ainsi fixées, sont pour la liqueur passée au papier gris ; que, quant à celle distillée à l'alambic, il faudra en prendre moitié moins.

CHAPITRE TROISIÈME

Préparation du malade avant l'administration du remède dans les trois premières maladies.

1. Pour la rage et les morsures de reptiles, on ne laisse point dormir le malade; on lui fait prendre en plusieurs fois, un quart ou un demi-litre de vinaigre; on brûle la plaie au moyen d'un petit pinceau de linge bien serré et imbibé d'huile de vitriol; le lendemain on lève la croûte qui s'y est formée à la partie ulcérée, et on fait les frictions indiquées dans le chapitre suivant.

2. « Pour empêcher les suites funestes du charbon, chez les hommes, on fait des incisions sur la partie malade, et on lui fait prendre, outre la dose de liqueur alexitère, et pendant plusieurs jours, la tisane purgative indiquée page 25.

« Chez les animaux, on fait quatre ou cinq incisions avec un bistouri : la première, sur la tumeur dont l'intérieur se trouve noir; la seconde, à quatre doigts du fourchet; la troisième, au défaut du jarret; la quatrième, à dix centimètres de la hanche, si c'est la jambe de derrière, et à pareille distance de l'épaule, si c'est la jambe de devant; la cinquième, à un bouton noir qui se trouve sous la langue du bœuf seulement. On coupe ce bouton et on lave la plaie avec du vinaigre, du sel, de l'ail

pilé, pendant vingt-quatre heures. Ensuite, on y
passe de la liqueur alexitère, indépendamment de la
dose fixée pour prendre; le tout pour empêcher la
communication du mal et pour faciliter l'extrac-
tion de l'humeur.

CHAPITRE QUATRIÈME.

Traitement des deux premières maladies.

RAGE, MORSURES DE REPTILES. — Le traitement se
fait pendant neuf jours; dans ce laps de temps, on
fait prendre la liqueur à jeun; on promène beaucoup le malade; on lui fait prendre un bain à l'eau
froide matin et soir; on le tient à la diète; et si
c'est une personne, on lui fait prendre du bouillon
aux herbes, telles que laitues, bettes, carottes,
chicorées sauvages, avec un peu de racine de chardon roulant, et peu de beurre. — On fait des frictions trois ou quatre fois par jour, avec de la charpie imbibée de liqueur alexitère, et on fait entrer le
plus possible de cette liqueur dans les ouvertures.
Si, au bout de quelques jours, il lève des boutons
autour de ces mêmes ouvertures, on doublera les
bains et les frictions et on augmentera la dose de
liqueur d'une demi-cuillerée. — On purgera le malade à la fin du traitement avec la tisane indiquée
page 25, ou tout autre purgatif, en cas pressant,
c'est-à-dire, le dixième jour, et sa santé est rétablie. »

CHAPITRE CINQUIÈME.

Traitement de la troisième maladie.

CHARBON. — Dans le traitement du charbon, on

continuer les frictions (1) pour éviter la gangrène jusqu'à ce que la suppuration soit bien établie, et pour l'entretenir, on met dans chaque plaie de l'ail pilé avec du sel; lorsqu'il n'y a plus d'humeur, la plaie se consolide d'elle-même, et la guérison est parfaite.

CHAPITRE SIXIÈME.

COLIQUES. — Le traitement pour les coliques consiste à faire prendre au malade une seule dose de liqueur alexitère par jour, tant que les tranchées se feront sentir.

CHAPITRE SEPTIÈME.

Traitement. — Remède contre les dartres.

TISANE. Racines de patelle, celles y croît aux herbes (de patelle) celles; carottes, de fraisier, 3 onces de chacune, d'asperges, un peu; et (On fait les trie donc roulant.

On mettra ces trois sortes de racines dans une pinte et demie d'eau, que l'on fera bouillir trois quart-d'heure avec ces racines. On laissera infuser pendant douze heures au moins, ensuite on pourra prendre trois verres de cette composition par jour et pendant deux mois consécutifs. On aura soin de ne point ôter le marc tant que la tisane durera.

On saignera le dartreux ou le lépreux (car le traitement est le même) trois ou quatre fois dans le cours de la purgation. On fera des frictions sur la partie malade avec un mélange de liqueur

(1) À défaut de liqueur alexitère, avec une composition formée de deux onces de camphre, deux onces d'alun, une once de safran oriental, demi-verre de jus d'oignon exprimé, le tout décomposé dans un litre d'eau-de-vie.

alexitère et d'une plante appelée vulgairement *réveil-matin* que l'on broiera (1). Ce traitement se fera tant que la dartre ou la lèpre existera (deux mois environ); puis on purgera le malade avec la tisane suivante, qui peut être employée dans toutes les maladies parasites.

Tisane purgative.

Trois onces de racine de fraisier, deux onces de bardane (grillon), deux onces de racine d'asperge, six onces de carottes, six onces de navets, deux onces de racines de chardon roulant (chausse-trape), quatre onces de prunes de Damas noires, une poignée feuilles de capillaire, une once feuilles de séné.

On mettra le tout dans trois pintes d'eau bouillante qu'on laissera encore au feu un quart-d'heure avec les plantes; on les retirera et on laissera infuser pendant douze heures au moins, après quoi on pourra prendre trois verres de cette composition, le matin avant de manger, par intervalle d'une heure; ensuite on aura soin de ne point ôter le marc tant que la tisane durera.

Pour guérir les animaux de cette maladie, il faut faire des frictions avec un mélange de liqueur alexitère et de réveil-matin, faire prendre au malade la dose de liqueur fixée pour les trois premières maladies. On pourra aussi employer pour les frictions l'onguent corrosif indiqué dans le chapitre suivant.

(1) On aura soin aussi de passer de l'huile de laurier sur la partie affectée, tous les deux ou trois jours.

CHAPITRE HUITIÈME.

CANCERS. — *Remède préservatif contre les cancers.*

« Lésez la plaie, c'est-à-dire, faites la saigner en y pratiquant des incisions, épurez-en le sang avec un linge que vous appuierez dessus; brûlez trois ou quatre fois seulement la partie cancéreuse avec un pinceau de linge bien serré; appliquez-y ensuite de la charpie graissée de l'onguent corrosif, formé des ingrédiens suivans, broyés ensemble : renouvelez l'emplâtre par intervalle de vingt-quatre heures; lavez la plaie avant d'y appliquer l'emplâtre, avec de la liqueur aléxitère; arrachez-en avec de petites pinces, les racines noires qui s'y seront formées huit ou neuf jours après; continuez cette opération; faites saigner le malade une ou deux fois, et si c'est un individu de l'espèce humaine, faites-lui prendre, pour terminer, la tisane purgative indiquée ci-dessus page 25.

Onguent corrosif vert.

Vert-de-gris, une demi-once; térébenthine de Venise, une once; camphre, un quart d'once, dissous dans eau-de-vie; salpêtre, une once; litharge, une once; beurre frais, une once; le tout broyé ensemble.

Cet onguent corrosif a encore la vertu de détruire radicalement les cors aux pieds. *Opération.* — On coupe le cors avec un instrument tranchant, et on y applique au vif l'onguent qui se colle de lui-même et qui tombe lorsque le cors n'existe plus. »

CHAPITRE NEUVIÈME.

Plaies et coupures.

Pour les plaies et les coupures, on fait des frictions et des cataplasmes avec de la charpie imbibée de liqueur alexitère. On continue ce régime pendant quelques jours, et le mal n'existe plus.

FIN DU PREMIER NUMÉRO.

(N° 2.)

AVANT-PROPOS.

Ma liqueur alexitère est d'une efficacité incontestablement plus prodigieuse que toute autre composition que je connaisse ; ses effets surprendront plus d'un individu qui s'en servira, et les pharmaciens ne manqueront pas d'en tenir des dépôts (1), après en avoir reconnu la vertu.

Cependant, je vais indiquer d'autres remèdes, sinon plus expédients, du moins plus faciles à composer, en cas pressant, que ma liqueur alexitère.

Préservatifs secondaires contre toutes les maladies qui font partie de ce mémoire.

§ Ier. CLASSE HUMAINE. — *Rage, morsures de reptiles.* † Prenez alcali volatil concret, 10 gouttes, joignez-y deux cuillerées ordinaires de jus d'oignon exprimé. — Mélangez le tout avec deux verres de vin blanc, et faites prendre cette dose au malade, par intervalles de vingt-quatre heures ; même dose

(1) Toutefois avec une autorisation légale de ma part.

de vinaigre dans le même temps; continuez ce breuvage pendant neuf jours consécutifs.

Brûlez trois ou quatre fois la plaie ou la morsure, avec un pinceau de linge bien serré et imbibé d'huile de vitriol; puis appliquez-y un emplâtre formé de l'onguent corrosif indiqué page 26, que vous renouvellerez par intervalles de 24 heures et pendant neuf jours, ayant soin de laver la plaie, à chaque fois, avec du vinaigre très-fort; conformez-vous ensuite à l'ordonnance désignée dans le chapitre 4, page 23, pour ce qui regarde les promenades, les bains, le régime et la purgation. Ce remède concerne la classe humaine, et la dose ci-dessus s'administre aux individus qui ont atteint l'âge de 15 ans et progressivement jusqu'à l'âge de 50 et 60 ans plus à un individu qui s'en servira, et les plantes.

Au-dessus et au-dessous, depuis l'âge de 7 jusqu'à 15 ans, un verre de chaque breuvage par jour; depuis cinq ans et au-dessous, 3 cuillerées de chaque breuvage dans le même temps, et on continuera le traitement indiqué.

« Pour les animaux, on fera les mêmes opérations indiquées ci-dessus, pour la classe humaine, à l'exception de la potion qui sera la même que celle indiquée ci-après pour les animaux atteints du charbon, page 29.

§ II. *Charbon.* Voici un remède anti-charbonique que l'on pourra employer à défaut de liqueur alexitère, pour arrêter les progrès de la gangrène, qui est la suite presque inévitable de cette maladie le plus souvent incurable. »

« On fait d'abord des incisions au-devant de la

partie affectée, et la partie toute entière, on fait des frictions que l'on réitère trois ou quatre fois dans douze heures et pendant le cours de la maladie (huit jours environ), avec la composition suivante et au moyen d'un morceau d'étoffe : deux onces de camphre, dissous dans eau-de-vie ; deux onces d'alun, une once de safran oriental ; demi verre de jus d'oignon exprimé ; le tout décomposé dans un litre d'eau-de-vie.

« S'il se forme des plaies avant les incisions, on les frottera avec cette composition, sans négliger pour cela de faire de légères incisions autour de ces plaies.

« On boira sur la parelle tant que le mal durera ; on se gardera bien d'avoir recours à la saignée ; et dans le cours du traitement, on se purgera sept ou huit fois, avec la tisane purgative indiquée ci-dessus, page 25 ; elle fera évacuer par les voies basses sans efforts, sans tranchées.

CLASSE ANIMALE. — *Breuvage.* Un litre de vinaigre ; une once de camphre dissous dans quantité suffisante d'eau-de-vie ; une cuillerée ordinaire d'alcali volatil ; quatre onces d'ail pilé ; *id.* d'oignons pilés ; le tout mêlé et broyé ensemble.

« On fera prendre à un bœuf, une vache, un cheval, un âne, deux litres de cette composition, par intervalles de douze heures ; à un veau de trois ou quatre ans, un litre ; à une brebis, un cochon, une chèvre, un chien, un quart de litre.

« On aura soin de leur faire avaler le marc de cette composition avec le liquide. On exposera les animaux à l'air, et, par précaution, on fera fumer toutes les écuries avec des herbes fortes, telles que genièvre, lavande, thym, sauge, etc. Ce traitement se fera pendant sept ou huit jours. La saignée est pernicieuse.

« Pour le charbon seulement, on se conduira ensuite d'après l'article 2 du traitement indiqué page 22, et chapitre 5, page 23, et le mal aura disparu. »

§. III. *Dartres, lèpres.* « Pour guérir les individus affligés de dartres, soit chez les hommes, soit chez les animaux domestiques, on frottera, jusqu'à entière guérison, la partie affectée avec l'onguent formé des ingrédiens suivants, broyés ensemble, et alliés au moyen de beurre frais, que l'on présentera au feu, 1° pour consolider l'alliage; 2° pour l'amollir lorsque l'on fera les frictions : deux onces de soufre pilé; deux onces de salpêtre pilé; deux onces de poudre fine des princes; trois onces d'ardoise pilée; quatre onces de sel de nitre pilé; deux onces d'alun pilé; quatre onces de réveil-matin pilé.

« Cet onguent remplacera la liqueur alexitère. Quant au reste du traitement, il sera le même que celui indiqué chapitre 7, page 24 et suivante.

§ IV. *Cancers.* Pour les cancers, on fera le traitement indiqué page 25 et suivante, chap. 8, et au lieu de liqueur alexitère on se servira de la meilleure eau de Cologne que l'on pourra se procurer.

§. V. *Plaies et coupures.* La composition que je vais indiquer est d'une efficacité surprenante pour détruire les plaies et fermer les coupures; je m'en suis servi bien des fois dans mes traitements, et ses effets m'ont toujours paru salutaires. Demi-litre de vinaigre fort et bien clair ; six blancs d'œufs ; deux poignées de sel pilé ; une once de camphre dissous dans quantité suffisante d'eau-de-vie. Le tout doit être battu ensemble avec un petit balai composé de quelques branches de bruyère ou de menu bois quelconque ; dans un vase qui pourrait contenir six litres de liquide.—Il est nécessaire que le vase soit de cette capacité, car la composition gonfle d'une manière prodigieuse.

On laissera déposer cette composition, puis on en remplira une ou plusieurs bouteilles que l'on bouchera bien, de peur qu'elle ne s'évente.

Cette composition ainsi préparée pourra se conserver dix ans et plus.

On en bassinera les plaies et les coupures, jusqu'à ce que l'humeur se soit épurée et les chairs resserrées ; et la guérison sera complète au bout de quelques jours.

§. VI. *Coliques.* Pour la classe humaine je ne connais pas de meilleur remède, après la liqueur aléxitère, que la tisane indiquée chap. 7, pag. 25.

Pour les animaux, on aura recours à l'ordonnance suivante : faites prendre pendant quelques jours, une fois par intervalle de 24 heures, trois onces de suie dans demi-quart de litre de lait mêlé avec une once de savon détrempé ; si ce remède n'opère pas, faites avaler des oignons cuits trempés dans demi-litre de vin mêlé avec demi-litre d'eau-de-vie dans laquelle on aura fait dissoudre demi-once de camphre. Donnez de temps en temps des lavements d'eau fortement miellée.

OBSERVATION PARTICULIÈRE

« Comme ce livre est dédié, d'une manière spéciale, à la partie de la France que j'habite, j'ai pensé qu'il serait à propos de mentionner une fontaine qui s'y trouve naturellement creusée sur une éminence à 500 mètres de Montreuil-Bellay, dans un chemin qui conduit de cette ville à la commune de Méron.

« Cette fontaine, dont les eaux minérales offrent de grands avantages pour l'hygiène publique, est autant remarquable par le flux et le reflux périodiques de ses eaux que par sa vertu spécifique.

« A midi, elle déborde, et rentre dans son lit quelques heures après; à minuit seulement, elle subit la même révolution.

« L'eau de cette fontaine a la propriété de faire disparaître les boutons purulents qui s'élèvent ordinairement sur la peau des pituiteux dont le tempérament est gâté par les humeurs séreuses qui se filtrent sous la peau et qui finissent par attaquer l'épiderme.

« Elle est salutaire, en un mot, pour toutes les maladies de la peau.

« Elle est admirable encore en ce qu'elle dissout parfaitement les matières graveleuses qui encombrent quelquefois l'urètre et empêchent l'écoulement de l'urine. Elle peut être aussi d'un grand secours dans les différentes maladies qui sont partie de ce mémoire.

« NOTA. Cette fontaine, connue vulgairement sous le nom de Fontaine-des-Eaubiers, appartenait autrefois à Mme veuve Leveau de Doué; depuis peu

j'en ai fait l'acquisition. Les effets de son eau sont
tout-à-fait salutaires : il suffit d'en boire convena-
blement et d'en faire usage dans les bains. J'en
pourrai distribuer aux personnes qui m'en feront la
demande; elles seront certaines d'avoir de l'eau
propre et bien entretenue.

PIÈCE JUSTIFICATIVE,

APPUYÉE PAR 24 COMMUNES *(Deux-Sèvres et Maine-et-
Loire).*

Nous avons sous les yeux tant d'exemples qui
dénotent l'habileté de M. Aumétayer, en fondant
son éloge, qu'il nous est glorieux de lui accorder
une gratification qu'on ne saurait lui refuser, après
le plus sévère examen. Notre pays lui doit le témoignage de la plus vive reconnaissance, et ce
témoignage n'est point basé sur de faux préjugés,
mais sur des vérités rendues palpables par leur au-
thenticité et leur publicité journalière. Il est fondé
sur les services personnels rendus aux habitants de
notre contrée, services dont la considération ne
peut apprécier l'importance. Il arrive, et trop souvent, que des malheureux trouvent la mort dans
des traitements contraires à leur maladie, dans des
traitements qui les font languir; et cela, grâces à
l'inexpérience des gens chargés de les soigner. Cette
mort et cette langueur sont mille fois préférables
aux tourments forcés, occasionnés par des maladies purement étrangères à la constitution physique
ou morale des pauvres victimes : ainsi l'hydrophobie! quoi de plus terrible que cette maladie, quoi
de plus à craindre! Et si nous reculons, en feuille-

tant les archives de M. Aumétayer, qu'y trouvons-
nous encore? des antidotes contre les morsures des
reptiles venimeux, des préservatifs contre le charbon, et bien plus, contre les lèpres, les dartres,
les cancers, etc. Non, rien ne peut offrir plus d'intérêt à l'humanité que la publication d'un secret
dont les effets paraissent aussi prodigieux. La cen-
sure impitoyable pourra-t-elle se cramponner contre l'évidence de ces documents? Elle s'en gardera
bien ; ses armes, forgées le plus souvent par la
partialité et la jalousie, seraient bientôt brisées. Et
cependant, elle ne craint pas de frapper des
hommes laborieux qui poursuivent paisiblement
leur œuvre de conscience, sans songer à l'ingrati-
tude de ceux pour qui ils travaillent.

M. Aumétayer n'a point à craindre de ce côté.
Il exerce (uniquement pour rendre service à ses
concitoyens) non pas son état, comme on pourrait
le croire, mais les talents que la nature semble accorder de préférence aux cœurs généreux.

Ce que nous avançons est le commentaire de la
justice, et non pas le résultat factice d'une préven-
tion servile, ni l'objet d'une prédilection particu-
lière et intéressée. Si nous remontons à l'arrivée de
M. Aumétayer dans notre pays, nous sommes éton-
nés, dès lors, de rencontrer en lui les marques de
la plus haute intelligence, et plus encore, un es-
prit droit, ennemi de toute bassesse, une moralité
saine, un cœur humain. En 1799, il se trouve tenu
à faire partie du service militaire ; toute une contrée s'assemble et conjure l'autorité pour l'en dis-
penser, faisant valoir *les services signalés qu'il*

avait rendus au pays et qu'il rendait encore en trai-
tant les bestiaux avec les plus grands succès et en
les préservant des maladies contagieuses auxquelles
ils sont sujets (1); et (le dirons-nous sans admira-
tion) en partageant son pain avec le pauvre, à la
terrible époque de la cherté du grain; elle est écou-
tée.

En 1809 et 1810, il est appelé dans la Vendée,
où régnait sur les animaux domestiques, l'épizootie
du charbon noir qui faisait journellement des victimes; les vétérinaires envoyés par le gouverne-
ment, n'ayant pu faire disparaître cette contagion,
avaient été forcés de se retirer. M. Aumétayer, dès-
lors, se rend aux supplications des propriétaires; il
traite leurs animaux, arrête la maladie contagieuse
qui les faisait périr, et obtient de M. le Préfet des
Deux-Sèvres *l'autorisation d'exercer son art* (2),
au grand regret de ses antagonistes. Depuis la fin
de l'année 1810, on n'a plus vu reparaître cette
maladie dans cette partie de la France; on en doit
la destruction à M. Aumétayer. En hommage de
remerciment, MM. les Maires (3) des communes où
M. Aumétayer a fait ses plus belles cures, ont délivré à ce dernier un certificat attestant la guérison
radicale de plus de 4000 animaux domestiques de
toute espèce, atteints de l'épizootie du charbon
noir.

(1) Extrait du certificat délivré à M. Aumétayer, l'an 7 de la répu-
blique française, par le directoire de la commune de Brion, qui se
composait de MM. Bouchereau, Bollève, Micheau, J. Malecot, Aubert,
A. Malecot, Bodet, Georget, Brio, Baudineau, Baranger, Chevalier, etc.

(2) Extrait de la lettre de M. le Préfet des Deux-Sèvres, datée du 8
mai 1810.

(3) Pierre Dezanneau, maire (de Soulièvre), Bodet (de St-Sauveur
d'Abornay), Châtenet, médecin (de Chiché).

A la même époque, M. Aumétayer fit part de son secret à Monseigneur le Ministre de l'intérieur : son Excellence le fit *examiner par la commission des remèdes secrets, nommée en exécution du décret de sa Majesté, du 18 août 1810. La commission déclara que cette méthode était convenable non-seulement dans le traitement du charbon, mais encore dans celui de beaucoup d'autres maladies* (1).

Quant à ce qui concerne l'hydrophobie, nous croyons qu'il serait superflu de développer tous les procédés employés par M. Aumétayer pour prévenir cette maladie, et en préserver, tous les sacrifices qu'il a faits pour l'approfondir, tous les certificats, en un mot, qu'il possède, et qui attestent honorablement les heureux effets de ces cures. La première partie de cet ouvrage fait mention de quelques-unes de ses opérations les plus récentes et les plus connues. Ces exemples ne sont pas exposés à plaisir, ils sont extraits de certificats textuels délivrés à M. Aumétayer, par les personnes qu'ils concernent, et ces certificats sont légalisés par le maire de l'endroit, le Sous-préfet de l'arrondissement, et revêtus des sceaux de ces deux autorités.

Nous ne rappellerons pas ici la pétition que M. Aumétayer adressa à la chambre en 1828, sur un moyen anti-hydrophobique : on peut, à cet effet, consulter la seconde partie de ce mémoire, et on trouvera, dans le 2e *alinéa* du chapitre 1er, page 15, le sujet de cette pétition ; nous nous contente-

(1) Extrait de la lettre de son Excellence le Ministre de l'Intérieur (Montalivet), datée du 25 juin 1810, 3e division, bureau des secours publics, enreg. aux n° 153 et 16.

rons de donner ici copie littérale de la lettre de M.
Agier (député de l'arrondissement de Bressuire,
département des Deux-Sèvres), en réponse à cette
pétition.

Paris, 15 juillet 1820.

Monsieur,

« Votre pétition à la chambre m'a paru d'un
grand intérêt pour l'humanité. Je l'ai bien déposée
dans le temps; et, étant allé, il y a deux ou trois
jours, voir si elle arriverait bientôt; j'ai compris
que le rapport ne pourrait peut-être pas en être fait
avant la fin de cette session. Je suis bien fâché,
Monsieur, que vous n'ayez pas envoyé vos observations à la faculté et à la société de médecine de
Paris; je crois que cela eût été fort utile, et je me
fusse fait un devoir et un plaisir de la lui présenter.

« Agréez, M., tous les sentiments distingués et
dévoués de votre très-humble et très-obéissant serviteur. Signé, F. AGIER. »

Ce membre honorable de la chambre a donc accueilli bien largement les observations de M. Aumétayer; la société de médecine pourra désormais
les scruter à son aise, et, dans son jugement impartial, elle ne manquera pas d'applaudir aux vues
de leur auteur.

Il serait superflu de parler des autres maladies
que M. Aumétayer traite avec le même succès, et
qui se trouvent désignées dans ce mémoire; les
exemples (extraits de certificats légalisés) du 1er no
rappelleront, aux personnes qui en sont l'objet,
quels doivent être leurs sentiments à l'égard de leur

3*

biénfaiteur, et nous tous, en remettant des certificats partiels pour chaque individu qu'il a guéri, et
comme témoins oculaires de la vertu de ses remèdes, nous sommes les premiers à lui adresser
l'hommage de notre sincère reconnaissance et de
notre entier dévouement (1).

*1809, 1835. — Analyse de MM. les Maires de
24 communes qui ont délivré des certificats partiels
à M. Anvelayer, et signé un certificat général,
attestant ses succès dans le traitement de toutes les
maladies dont cet opuscule fait mention; avec léga-
lisation de leurs signatures par les Sous-préfets de
chaque arrondissement, et les sceaux de ces deux
autorités.*

DEUX-SÈVRES. Richou, maire (de Thouars), E.
Grabot (de St-Léger-de-Monbrun), Berthélot (de
Fayes-l'Abbesse), P. Vendœuvre (de Mauzé-Thouar-
sais), P. Desanneau (de Soulièvre) (2), Genty (de
St-Jean), Chabauty (de Boismé), Bodet (de St-Sau-
veur-de-Givre-en-Maï), Châtenet (de Chiché), De
Graviers, adj. (3), (de Missé), Poigneau-de-Lor-
gère, adj. (de Luzais), Daviau-de-Piolant, (de
Louzy), Baudouin, adj. (de Ste-Verge), Hublet
(de Ste-Radégonde), J. Bodet (de St-Martin-de-
Sanzay), J.-B. De Vielbanc (de St-Cyr-la-Lande),
P. Cochard (de Brion), le Maignan (de Maulais),
Pairreau (d'Argenton-l'Eglise), D'Alençon (de

(1) J'ai cru qu'une pièce justificative renfermant, en abrégé, et
dans un même cadre, les opinions émises à l'égard de mon père, serait préférable, sous tous les rapports, à l'énumération de chacune
de ces opinions prises à part (*Note du rédacteur*).
(2) Arrondissement de Parthenay.
(3) Pour le maire absent, ainsi que MM. Poigneau-de-Lorzère, Baudouin et Martin.

Bagneux), Marchais (des Hameaux), Martin, adj. (de Tourtenay).

ARRONDISSEMENT DE BRESSUIRE. Le sous-préfet (Bureault-de-Giraud).

MAINE-ET-LOIRE. Billy, maire (de Vaudelnay-Rillé), Ganne-Aubelle (de St-Hilaire-le-Doyen).

ARRONDISSEMENT DE SAUMUR. Le sous-préfet (Bruley des Varennes).

1809—1835. *Habitants notables des 24 communes qui ont délivré des certificats partiels à M. Aunetayer, et signé le certificat général.*

MM. Aubert, Frogier, Moreau, Roy, Chessé, Bodin, Ch. Dezanneau, de Beauvais, Ogeront, Bruneau, Charpentier, Rohe de Praille, Baudineau, Tempier, Nicolas Goilleau, Cotilleau, Poineau, Pierre Roger, Drouet, Enquignard, Rouleau, Cochau, J. Diacre, Chanfreau, François Thibault, Chauvin, Millaut, Louis Diacre, François Pichaut, Polié, Jean Geay, Pierre Etiou, F. Diacre, L. Chauvin, Jollivet, Jean Diacre, Brillouet, Victor Malécot, G. Cochard, Louis Brottier, François Ragot, Vallée, J. Malard, Billault, Tavart, Gallien, Séguin, Demeurant, Clerc, Perreau, Turpault, Proult, Jean Pellerin, Jean Giron, Allaume, Giron, Jalleau, G. Fercheau, Drogis, Michel Chauvin, De la Voirie, Tremblé, P. F. Ditière, A. Dévielbanc, Thuzelet, Bruneau ancien notaire, Bernard, Arnault jeune, François Brault, Orré, Joseph, Bertrand, Diacre, Jalleau, *Garsuault*, Boissière, Jean Papault, Lamoureux, Viault,

Echot, Jacque Bouchet, J. Guérin, Jean Ballu, Caillard, Arnault, père, Louis Ballu, Oculi Côtileau.

CANTON DE MONTREUIL-BELLAY. MM. Decrozé de la Treille, Delaistre, Estienvrin, Morillon fils notaire, Gain, F. Bon, Bourgeois, F. Duret, Chauvin, greffier, Besson, huissier royal, Girault id., Morillon père, Sureau, receveur des droits réunis, Robin, Hégron, Rambault, Charier, Gault-Courtin, Duclos, gendarme, Arnault, Saugé, Lucien Rousseau, P. Girard, J. Oudry, *Chollet*, *Pierre Pain*, *Thessier François*, *Civrays*, *D. Dovalles-Aubelle*, Piquet prêtre, Aubelle, Carteau, adjoint, Renou.

CONCLUSION GÉNÉRALE.

Je me suis assez étendu, je pense, sur les différentes maladies que j'ai signalées dans mes réflexions préliminaires; j'ai donné le tableau exact des vingt-quatre communes qui ont signé mon certificat général et la pièce justificative qui promet à ma méthode tout le succès qu'elle mérite, non pour en faire un vain étalage, comme on pourrait le croire, mais pour fortifier mes arguments en faveur de mes opérations, en montrant que je les tire autant de mon principe que de mon dévouement.

J'ai écarté de cet ouvrage tout l'appareil scientifique dont il était susceptible; seulement je me suis efforcé d'y exposer la description concise et familière de chaque maladie, d'y joindre des instructions méthodiques et suivies, sur son traitement régulier, ainsi que sur la composition et l'administration des remèdes qui lui sont analogues.

Cet ouvrage, sous le rapport du style, se ressentira sans doute du peu d'expérience de mon fils, mais on accordera à sa plume encore enfantine, encore classique, toute l'indulgence que mérite son âge.

Il a exposé dans cet écrit, et par mon intermédiaire, ce qu'il y a à faire dans tous les instants, dans tous les cas; il a évité, autant que possible, les expressions techniques qui ont l'inconvénient de n'être pas entendues de tout le monde; et son but, comme le mien, a été de mettre le serviteur, comme le maître, l'homme de campagne comme l'homme de fortune, en état de se traiter lui-même, et de traiter les animaux domestiques qui lui sont confiés.

En élevant, sur ses principes, une méthode de traitement, et guidé par l'amour de mes semblables, j'ai voulu la mettre à portée de tout le monde, en la rendant si simple et si claire, que tout homme qui sait lire, puisse la comprendre pour lui-même et souvent en multiplier les bienfaits envers ses pareils dont l'éducation serait inférieure à la sienne.

L'expérience que m'ont donné quarante ans de mon propre travail, les faits incontestables et si nombreux qu'à certifiés de tous côtés, dans mon pays, l'acclamation publique, parlent encore en ma faveur.

La science des faits est sans contredit la plus belle et la plus profitable de toutes les sciences; mettre cette science à découvert, c'est, je crois, l'entreprise la plus glorieuse et qui porte en soi le plus haut degré d'élévation que l'homme de bien puisse ambitionner.

Il n'est jamais trop tard de faire parler la vérité : en obéissant à cette maxime, j'ai visé au bonheur général ; et si, pour atteindre à mon but, il me fallait essuyer quelques déboires (ce que je n'ai point à craindre), je ferais en sorte de trouver la force de les supporter dans l'exemple de ces hommes qui ont souffert bien des calamités, pour faire ressortir solennellement l'erreur des faux préjugés.

La vérité ne se démontre que par des faits palpables, notoires, avérés, incontestables ; les faits se prouvent par leur propre manifestation, et sont constatés par le témoignage libre et dégagé de toute influence : je suis en règle sur ce point.

Veuillons rentrer en nous-mêmes, vérifier ce qui se passe chaque jour sous nos yeux et en appeler à notre conscience ; elle nous dira qu'il ne faut jamais retenir captives les vérités utiles. Vous êtes bien satisfaits, sans doute, vous qui avez subi mes traitements, qu'on vous ait fait connaître de qui vous tenez la conservation de votre vie, et la santé dont vous jouissez, sans lequel vous seriez grabataires, sans lequel il serait fait de vous, sans lequel des enfants, des vieillards, des épouses seraient dans la douleur, dans le besoin peut-être......... Jusqu'ici donc, j'ai conservé le secret qui s'oppose aux maladies prescrites, et malgré que je me sois livré, d'une manière plus spéciale, à la science vétérinaire;

j'ai reconnu néanmoins que mon remède pourrait être salutaire aussi bien aux hommes qu'aux animaux, dans la sphère bornée que j'ai entrepris de tracer ; et, comme la composition de ce remède demande des préparatifs assez grands, j'ai cru qu'il serait convenable de donner d'autres préservatifs, sinon plus expédients pour la guérison, du moins plus faciles à composer, en cas pressant, que ma liqueur alexitère.

Tels sont les moyens généraux que je propose, pour prévenir et détruire en même temps des accidents fâcheux : je ne saurais trop engager les gens de l'art à les soumettre à leur expérience ; car, s'il est utile de faire une opération qui soulage et rend à l'existence des êtres qui ne vivent plus que par les nuances de l'atroce douleur qui les travaille, l'intérêt de l'humanité ne réclame pas moins vivement de remonter à la source de maux aussi cruels, pour en débarrasser à jamais le malade.

Je ne pense pas que mon opinion puisse être controversée dans un siècle aussi éclairé. Si je n'ai point atteint complétement le but que je m'étais proposé, je serai toujours très-heureux d'avoir pu éveiller le talent et exciter l'attention de ceux qui peuvent traiter mieux que moi un sujet aussi important, un sujet qui a déjà été l'objet de bien des observations, mais qui restait encore inachevé sous le rapport des résultats ; je me trouverai heureux d'avoir pu donner à ma belle patrie, un moyen spécial de conservation pour ses enfants et pour leurs fidèles serviteurs.

FIN DU SECOND ET DERNIER NUMÉRO.

Page 26, ligne 7, pluceau de linge bien serré, ajout, et imbibé d'huile de vitriol.

AVIS.

Ce Mémoire se compose de trois parties :
la première renferme les préliminaires et les
exemples ; la deuxième, les observations ; la
troisième, les ordonnances que l'auteur a fait
suivre de remarques particulières, de remèdes
secondaires qu'il conseille en cas pressant, de
pièces justificatives, etc.

Au public à juger de cette entreprise qui
lui est destinée.